NOURISH | MOVE | REST

2020 $ MATTERS Diary

MID TO MID YEAR

Every Day

NOURISH | MOVE | REST
2020 $ MATTERS Diary
MID TO MID YEAR
01 JUL 2019 to 30 JUN 2020

First Edition

This publication has been lovingly prepared in good faith, with due care. The publisher believes that all information supplied in this book is correct at the time of printing. The publisher is not however in a position to make any guarantee to this effect and accepts no liability in the event of: any use or misuse by you or any person, or any information proving inaccurate. While endeavoring to ensure reasonable accuracy, the publisher cannot be held responsible nor liable for any errors or omissions. No part of this publication may be reproduced, stored in a retrieval system, modified, adapted, nor transmitted in any form or by any means, electronic, digital, technological, photocopying or otherwise, without the prior express written permission of the copyright holder. Please enjoy wholeheartedly and use in good faith as a starting point. Find your own true path.

ISBN 9781072770541

3Week **WELcome**

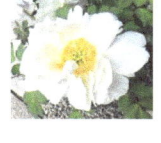

Take charge & transform your health & fitness regime. Observe & refine your diet & exercise habits. Rate & improve your overall wellbeing. Be kind to yourself.

WELcome Pages give you step- by- step notes to get started & make positive changes.
[These pages are only in *WELcome*].

NOURISH Pages become your Food Diary, designed to encourage more mindful & healthy eating. Specific & important questions to gauge how well nourished you feel, every day.

MOVE Pages become your Exercise Journal, empowering you to test & track your fitness & exercise habits. Balanced & targeted ways to get you really moving, every day.

REST Check in daily, weekly, regularly throughout your chosen weeks. Continue to challenge yourself, with kindness.

Side- by- side, NOURISH + MOVE [+ bonus REST] pages, every day.
Be inspired to welcome your most amazing you!   *Day To View*.
Much love *Every Day*

4Week **CHALLENGE**

NOURISH | MOVE | REST

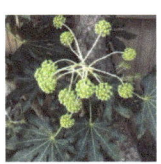

Take the CHALLENGE! Continue NOURISH | MOVE | REST in colour or black & white option, familiar *Day To View* format.
More love *Every Day*

8Week **EXERCISE Journal**

NOURISH | MOVE | REST

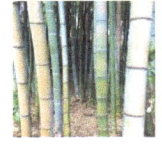

For those who may need to *focus* on their MOVES [+ REST] before taking a more holistic approach. *It's all inter-related.*
Love *Every Day*

8Week **FOOD Diary**

NOURISH | MOVE | REST

For those who may need to *focus* on their NOURISHMENT [+ REST] before embracing the holistic approach. *It's all good.*
Love *Every Day*

2020 **LIFESTYLE Diary**

NOURISH | MOVE | REST

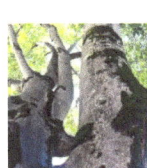

Make NOURISH | MOVE | REST your LIFESTYLE! Fresh format, *Week To Page*, more to enjoy!
Love always *Every Day*

more N | M | R collection **amazon . com** books

Ask yourself, about your daily NOURISHMENT

How do I *FEEL right after* each meal…

content & **nourished** **ok**   OR   discomfort | pain | allergic reaction **X**

svelte or bloated | **satisfied** or hungry | **sharp** or dull | *steady*

calm or irritable | **refreshed** or over-heated | **energised** or tired

And *LATER* ☺ ☺ ☹   Your sustained *energy* ★ to ★ ★ ★ for …hrs

next for my best body | mind | spirit | mood | stamina

And, your daily MOVES

Am I prioritizing *minimum* **30 minutes** *every day*   *for a light workout*

with a basic guideline balance **3 : 2 : 1 +**   *quality time outdoors* ☺

between **Cardio : Strength : Core + Stretch**ing   *ideal*ly 60 min

Your every day REST

Bed time ritual | Waking fresh | Skin clear & firm | Re-charged | *Ready* **!**

One of your basic foundations, your $ Matters

Investing your TIME ? $? How much ? R O I ? $ In ? $ Out ? Nett **+**

Bad debt ? Funding consumables worth less | Or good ? Funding income producing assets

Best ? Hitting the triple bottom line, with an eye on the *future flourishing* of our Planet Earth…

○☽●☽	♥	□	☺	✿	✿	★	G4
m 01 JUL 2019	3 : 2 : 1 : +	am mid pm eve					
t 02	3 : 2 : 1 : +	am mid pm eve					
w 03	3 : 2 : 1 : +	am mid pm eve					
h 04	3 : 2 : 1 : +	am mid pm eve					
f 05	3 : 2 : 1 : +	am mid pm eve					
s 06	3 : 2 : 1 : +	am mid pm eve					
✿ 07	3 : 2 : 1 : +	am mid pm eve					

Total	Cardio	....	Nourish ☺ ☺ ☺ X	Investing	$ In ....
	Strength	....	Move ☺ ☺ ☺ X	Enjoying	$ Out ....
	Core	....	Rest ☀ ☀ ☀ ☀ ☀ ☀ ☀	C | F	$ Matters ....
	+Stretch	....			

☽	❤	□	☺	✿	✿	★	G4

m
08
JUL

3 :	am
2 :	mid
1 :	pm
+	eve

t
09

3 :	am
2 :	mid
1 :	pm
+	eve

w
10

3 :	am
2 :	mid
1 :	pm
+	eve

h
11

3 :	am
2 :	mid
1 :	pm
+	eve

f
12

3 :	am
2 :	mid
1 :	pm
+	eve

s
13

3 :	am
2 :	mid
1 :	pm
+	eve

✿
14

3 :	am
2 :	mid
1 :	pm
+	eve

Total   Cardio ....   Nourish ☺ ☺ ✿ X   Investing ...... $ In ....
         Strength ....
         Core ....   Move   ☺ ☺ ✿ X   Enjoying ...... $ Out ....
         +Stretch ......
                                Rest ☆ ☆ ☆ ☆ ☆   C | F $ Matters ....

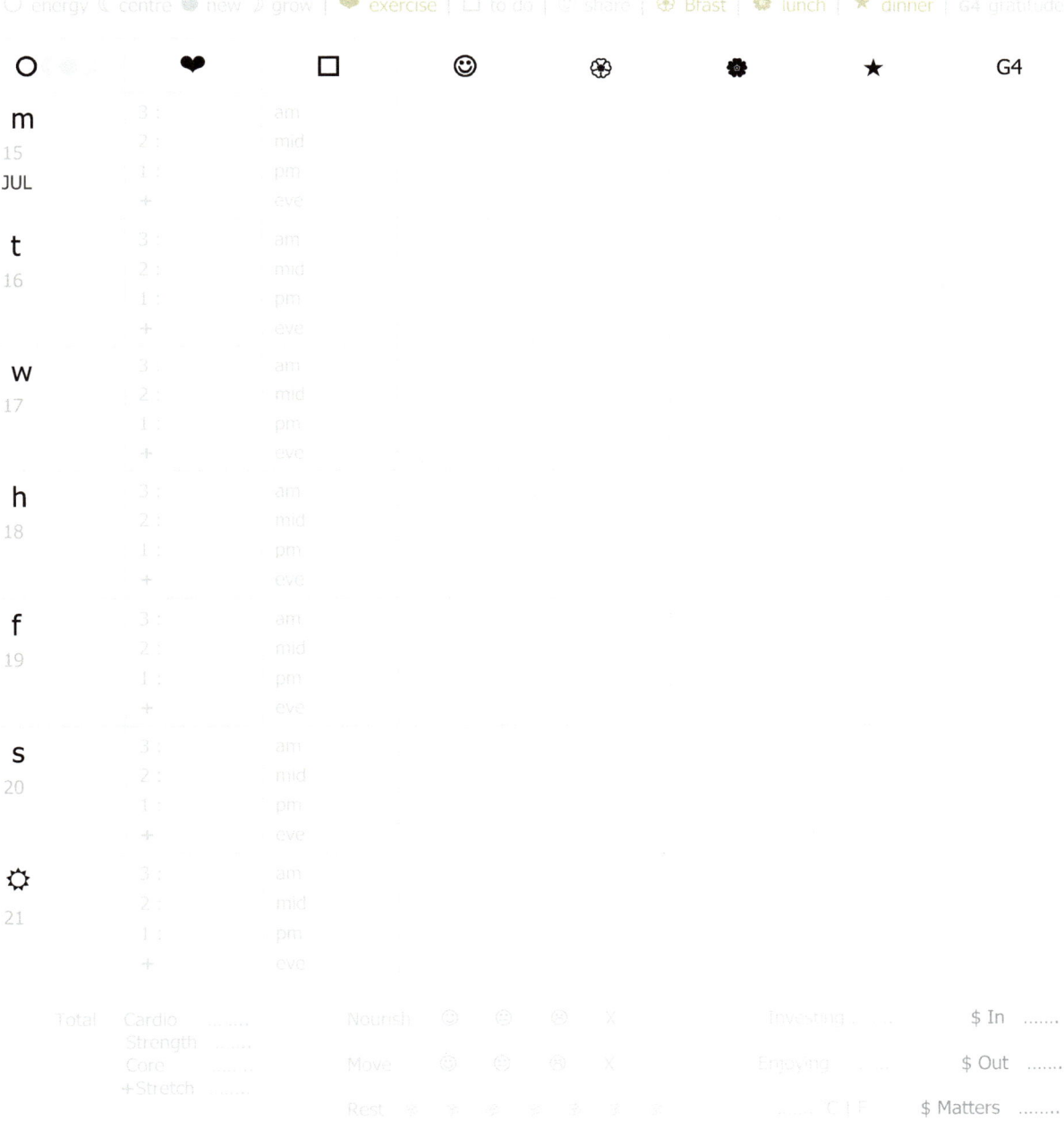

○		❤		☐	☺	❀	❀	★	G4
m 15 JUL	3 : 2 : 1 : +			am mid pm eve					
t 16	3 : 2 : 1 : +			am mid pm eve					
w 17	3 : 2 : 1 : +			am mid pm eve					
h 18	3 : 2 : 1 : +			am mid pm eve					
f 19	3 : 2 : 1 : +			am mid pm eve					
s 20	3 : 2 : 1 : +			am mid pm eve					
☼ 21	3 : 2 : 1 : +			am mid pm eve					

Total Cardio .... Nourish ☺ ☺ ☻ X   Investing ...... $ In ....
Strength ....
Core .... Move ☺ ☺ ☻ X   Enjoying ...... $ Out ....
+Stretch ....
Rest   ...... C | F $ Matters ....

---

next for my best body | mind | spirit | mood | stamina

3 : 2 : 1 +   **Cardio** 15 | 30 minutes • **Strength** 10 | 20 minutes • **Core** 5 | 10 minutes • **Stretch** Meditate

	☾	♥	☐	☺	❀	❁	★	G4

m
22
JUL

3 : — am
2 : — mid
1 : — pm
+ — eve

t
23

3 : — am
2 : — mid
1 : — pm
+ — eve

w
24

3 : — am
2 : — mid
1 : — pm
+ — eve

h
25

3 : — am
2 : — mid
1 : — pm
+ — eve

f
26

3 : — am
2 : — mid
1 : — pm
+ — eve

s
27

3 : — am
2 : — mid
1 : — pm
+ — eve

☼
28

3 : — am
2 : — mid
1 : — pm
+ — eve

Total Cardio ...... Nourish ☺ ❁ ⊛ x Investing ...... $ In ....
Strength ......
Core ...... Move ☺ ☺ ⊛ x Enjoying ...... $ Out ....
+Stretch ......
Rest ⊛ ⊛ ⚘ ⚘ ⚘ ⚘ ⚘ C | F $ Matters ....

© Every Day **NOURISH | MOVE | REST** $ MATTERS Diary

3 : 2 : 1 + **Cardio** 15 | 30 minutes : **Strength** 10 | 20 minutes : **Core** 5 | 10 minutes + **Stretch** & *Meditate*

○ ●	♥	☐	☺	✿	✿	★	G4

m
29
JUL

3 :	am
2 :	mid
1 :	pm
+	eve

t
30

3 :	am
2 :	mid
1 :	pm
+	eve

w
31

3 :	am
2 :	mid
1 :	pm
+	eve

h
01
AUG

3 :	am
2 :	mid
1 :	pm
+	eve

f
02

3 :	am
2 :	mid
1 :	pm
+	eve

s
03

3 :	am
2 :	mid
1 :	pm
+	eve

☼
04
AUG

3 :	am
2 :	mid
1 :	pm
+	eve

Total Cardio ....   Nourish ☺ ☺ ✿ X   Investing .... $ In ....
       Strength ....
       Core ....   Move ☺ ☺ ✿ X   Enjoying .... $ Out ....
       +Stretch ....
                            Rest   .... C | F $ Matters ....

---

next for my best body | mind | spirit | mood | stamina

3 : 2 : 1 +   Cardio 15 | 30 minutes : Strength 10 | 20 minutes : Core 5 | 10 minutes + Stretch & *Meditate*

	☽	♥	☐	☺	✾	✿	★	G4
m 05 AUG	3 : am 2 : mid 1 : pm + eve							
t 06	3 : am 2 : mid 1 : pm + eve							
w 07	3 : am 2 : mid 1 : pm + eve							
h 08	3 : am 2 : mid 1 : pm + eve							
f 09	3 : am 2 : mid 1 : pm + eve							
s 10	3 : am 2 : mid 1 : pm + eve							
✿ 11	3 : am 2 : mid 1 : pm + eve							

Total	Cardio	Nourish ☺ ☺ ☹ X		Investing	$ In ....
	Strength				
	Core	Move ☺ ☺ ☹ X		Enjoying	$ Out ....
	+Stretch				
		Rest	C | F		$ Matters ....

© Every Day **NOURISH | MOVE | REST** $ MATTERS Diary

3 : 2 : 1 + **Cardio** 15 | 30 minutes : **Strength** 10 | 20 minutes : **Core** 5 | 10 minutes + **Stretch** & *Meditate*

○	❤	☐	☺	✺	✲	★	G4

m
12
AUG
3 :   am
2 :   mid
1 :   pm
+   eve

t
13
3 :   am
2 :   mid
1 :   pm
+   eve

w
14
3 :   am
2 :   mid
1 :   pm
+   eve

h
15
3 :   am
2 :   mid
1 :   pm
+   eve

f
16
3 :   am
2 :   mid
1 :   pm
+   eve

s
17
3 :   am
2 :   mid
1 :   pm
+   eve

✿
18
3 :   am
2 :   mid
1 :   pm
+   eve

Total   Cardio ....   Nourish ☺ ✲ ⊗ x   Investing .... $ In ....
Strength ....
Core ....   Move ☺ ✲ ⊗ x   Enjoying .... $ Out ....
+ Stretch ....
Rest   C | E $ Matters

next for my best **body** | **mind** | **spirit** | **mood** | **stamina**

3 : 2 : 1 · +   **Cardio** 15 | 30 minutes   :   **Strength** 10 | 20 minutes   ·   **Core** 5 | 10 minutes   +   **Stretch**   x Meditate

	☾	❤	☐	☺	✾	❁	★	G4
m 19 AUG	3 : 2 : 1 : +	am mid pm eve						
t 20	3 : 2 : 1 : +	am mid pm eve						
w 21	3 : 2 : 1 : +	am mid pm eve						
h 22	3 : 2 : 1 : +	am mid pm eve						
f 23	3 : 2 : 1 : +	am mid pm eve						
s 24	3 : 2 : 1 : +	am mid pm eve						
✿ 25	3 : 2 : 1 : +	am mid pm eve						

Total	Cardio		Nourish	☺	☻	✾	X	Investing		$ In	....
	Strength										
	Core		Move	✾	☹	✾	X	Enjoying		$ Out	....
	+Stretch		Rest						C	F	$ Matters	....

© *Every Day*   **NOURISH | MOVE | REST** $ MATTERS Diary

3 : 2 : 1 +   **Cardio** 15 | 30 minutes : **Strength** 10 | 20 minutes : **Core** 5 | 10 minutes **+ Stretch** & *Meditate*

	●	♥	☐	☺	✿	✿	★	G4
m 26 AUG	3 : am 2 : mid 1 : pm + eve							
t 27	3 : am 2 : mid 1 : pm + eve							
w 28	3 : am 2 : mid 1 : pm + eve							
h 29	3 : am 2 : mid 1 : pm + eve							
f 30	3 : am 2 : mid 1 : pm + eve							
s 31	3 : am 2 : mid 1 : pm + eve							
✿ 01 SEPT	3 : am 2 : mid 1 : pm + eve							

Total	Cardio	Nourish ☺ ☺ ✿ X	Investing	$ In ....
	Strength			
	Core	Move ☺ ☺ ✿ X	Enjoying	$ Out ....
	+Stretch			
		Rest	°C	F	$ Matters ....

---

next for my best **body** | **mind** | **spirit** | **mood** | **stamina**

3 : 2 : 1 +   **Cardio** 15 | 30 minutes : **Strength** 10 | 20 minutes : **Core** 5 | 10 minutes **+ Stretch** *& Meditate*

	☽	❤	□	☺	⊛	✿	★	G4
m 02 SEPT	3 : am 2 : mid 1 : pm + eve							
t 03	3 : am 2 : mid 1 : pm + eve							
w 04	3 : am 2 : mid 1 : pm + eve							
h 05	3 : am 2 : mid 1 : pm + eve							
f 06	3 : am 2 : mid 1 : pm + eve							
s 07	3 : am 2 : mid 1 : pm + eve							
✾ 08	3 : am 2 : mid 1 : pm + eve							

Total	Cardio	Nourish ☺ ☺ ⊗ X	Investing	$ In ....
	Strength			
	Core	Move ☺ ☺ ⊗ X	Enjoying	$ Out ....
	+Stretch			
		Rest	.... °C | F	$ Matters ....

© *Every Day*   **NOURISH | MOVE | REST** $ MATTERS Diary

3 : 2 : 1 +   **Cardio** 15 | 30 minutes : **Strength** 10 | 20 minutes : **Core** 5 | 10 minutes **+ Stretch** & *Meditate*

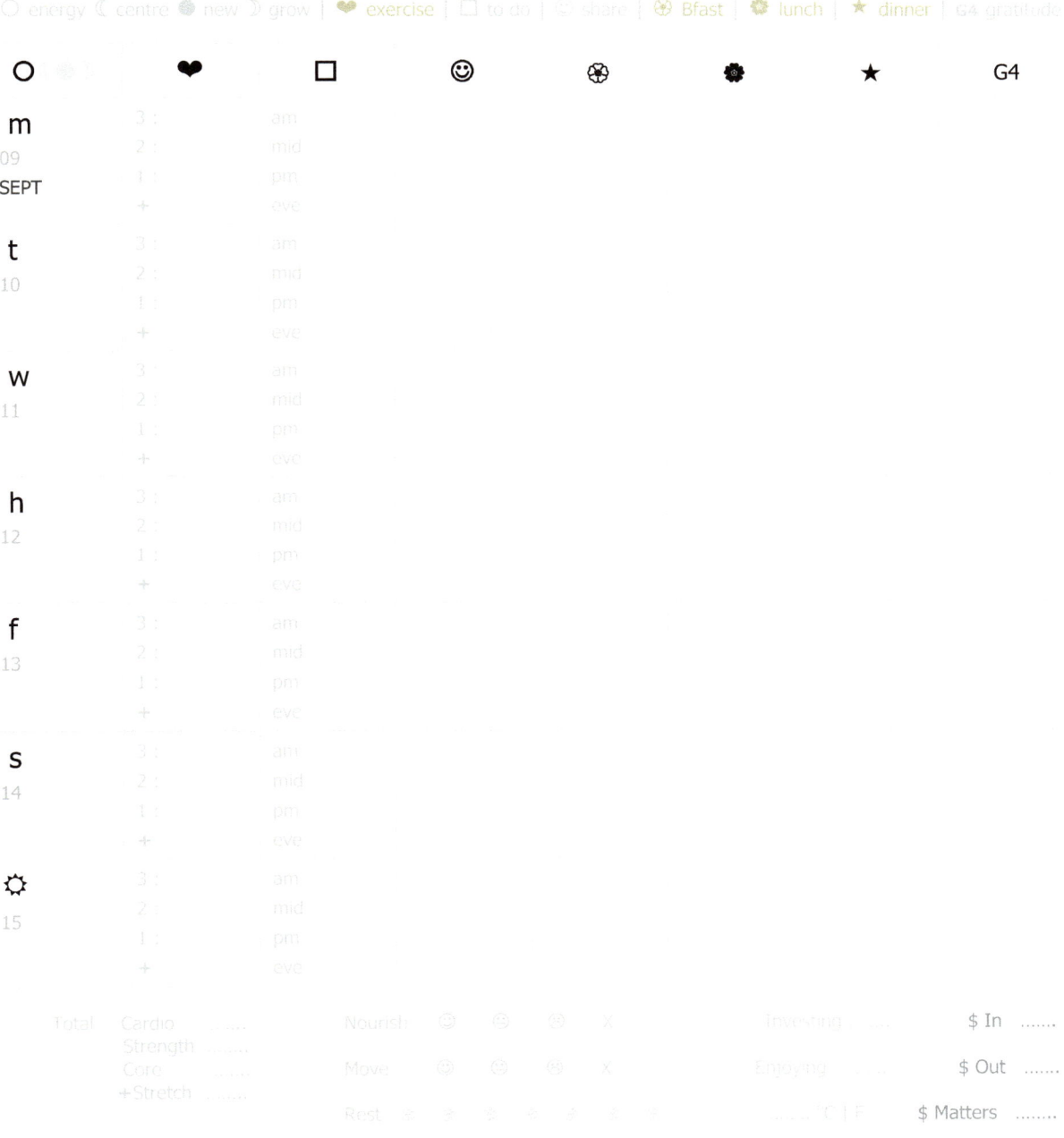

○		❤	☐	☺	✲	✿	★	G4
m	3 :		am					
	2 :		mid					
09	1 :		pm					
SEPT	+		eve					
t	3 :		am					
	2 :		mid					
10	1 :		pm					
	+		eve					
w	3 :		am					
	2 :		mid					
11	1 :		pm					
	+		eve					
h	3 :		am					
	2 :		mid					
12	1 :		pm					
	+		eve					
f	3 :		am					
	2 :		mid					
13	1 :		pm					
	+		eve					
s	3 :		am					
	2 :		mid					
14	1 :		pm					
	+		eve					
✿	3 :		am					
	2 :		mid					
15	1 :		pm					
	+		eve					

Total   Cardio   ......   Nourish ☺ ☺ ☺ x   Investing ...... $ In   ......
        Strength ......
        Core   ......   Move   ☺ ☺ ☺ x   Enjoying $ Out ......
        +Stretch ......
                              Rest |C | F $ Matters ......

next for my best body | mind | spirit | mood | stamina

3 : 2 : 1 +   **Cardio** 15 | 30 minutes · **Strength** 10 | 20 minutes · **Core** 5 | 10 minutes **+ Stretch** x *Meditate*

	☽	♥	□	☺	✿	✿	★	G4

m
16
SEPT

3 :	am
2 :	mid
1 :	pm
+	eve

t
17

3 :	am
2 :	mid
1 :	pm
+	eve

w
18

3 :	am
2 :	mid
1 :	pm
+	eve

h
19

3 :	am
2 :	mid
1 :	pm
+	eve

f
20

3 :	am
2 :	mid
1 :	pm
+	eve

s
21

3 :	am
2 :	mid
1 :	pm
+	eve

✿
22

3 :	am
2 :	mid
1 :	pm
+	eve

Total	Cardio	Nourish ☺ ☺ ⊗ X	Investing	$ In ....
	Strength			
	Core	Move ☺ ☺ ⊗ X	Enjoying	$ Out ....
	+Stretch			
		Rest	C | P	$ Matters ....

●	❤	□	☺	✿	✿	★	G4

m
23
SEPT

3 :   am
2 :   mid
1 :   pm
+   eve

t
24

3 :   am
2 :   mid
1 :   pm
+   eve

w
25

3 :   am
2 :   mid
1 :   pm
+   eve

h
26

3 :   am
2 :   mid
1 :   pm
+   eve

f
27

3 :   am
2 :   mid
1 :   pm
+   eve

s
28

3 :   am
2 :   mid
1 :   pm
+   eve

☼
29

3 :   am
2 :   mid
1 :   pm
+   eve

Total   Cardio ....
Strength ....
Core ....
+Stretch ....

Nourish ☺ ☺ ✿ X

Move ☺ ☺ ✿ X

Rest ☾ ☾ ☾ ☾ ☾ ☾ ☾

Investing .... $ In ....
Enjoying .... $ Out ....
.... C | F $ Matters ....

next for my best body | mind | spirit | mood | stamina

3 : 2 : 1 +   **Cardio** 15 | 30 minutes : **Strength** 10 | 20 minutes : **Core** 5 | 10 minutes + **Stretch** & *Meditate*

○☾☽	❤	□	☺	✿	✿	★	G4

m
30
SEPT

3 :	am
2 :	mid
1 :	pm
+	eve

t
01
OCT

3 :	am
2 :	mid
1 :	pm
+	eve

w
02

3 :	am
2 :	mid
1 :	pm
+	eve

h
03

3 :	am
2 :	mid
1 :	pm
+	eve

f
04

3 :	am
2 :	mid
1 :	pm
+	eve

s
05

3 :	am
2 :	mid
1 :	pm
+	eve

✿
06
OCT

3 :	am
2 :	mid
1 :	pm
+	eve

Total	Cardio	....	Nourish	☺	✿	✿	X		Investing		$ In	....
	Strength	....										
	Core	....	Move	☺	✿	✿	X		Enjoying		$ Out	....
	+ Stretch	....	Rest							C | F	$ Matters	....

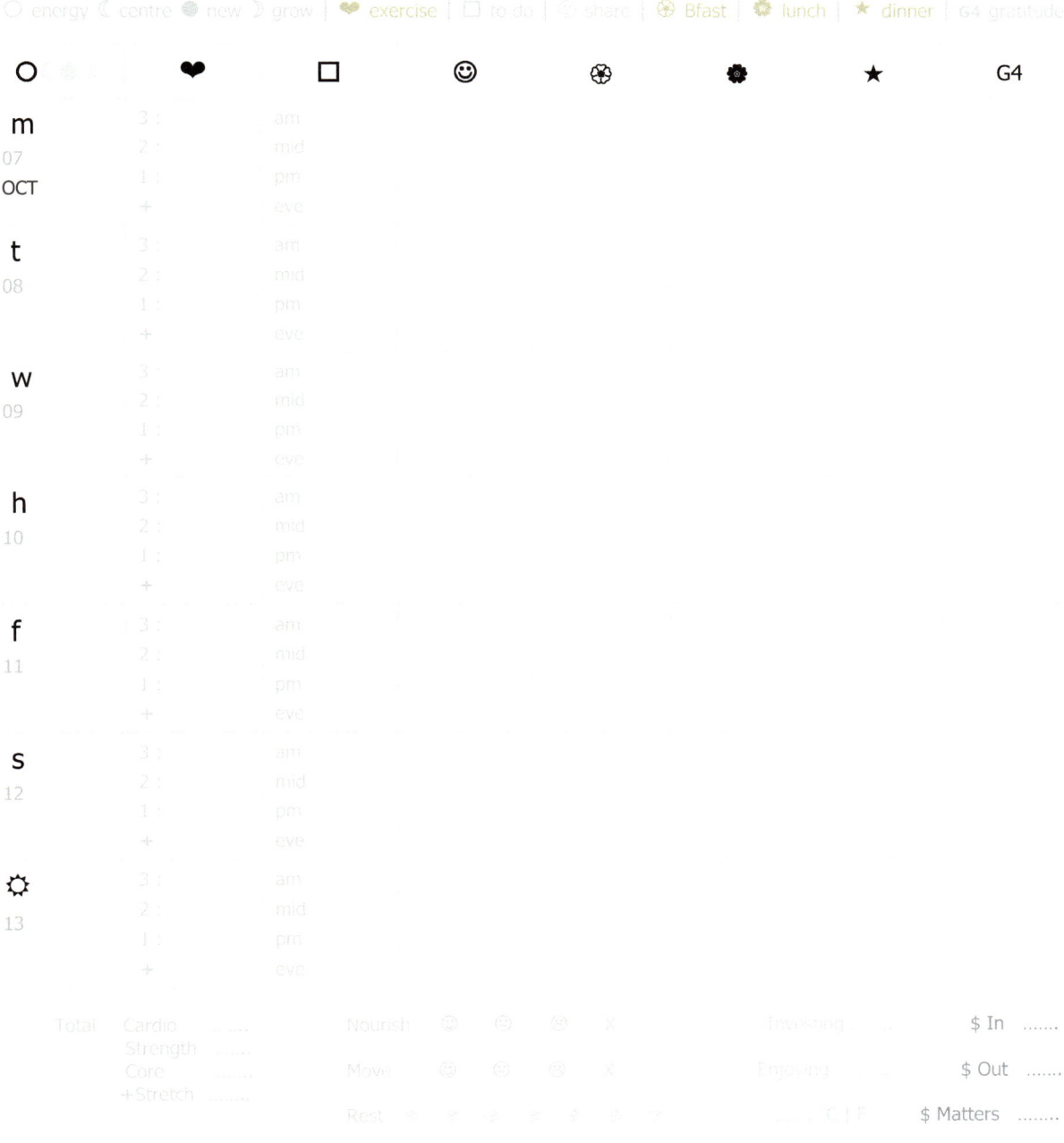

	○		❤		□	☺	✵	✿	★	G4
m 07 OCT	3 :	am								
	2 :	mid								
	1 :	pm								
	+	eve								
t 08	3 :	am								
	2 :	mid								
	1 :	pm								
	+	eve								
w 09	3 :	am								
	2 :	mid								
	1 :	pm								
	+	eve								
h 10	3 :	am								
	2 :	mid								
	1 :	pm								
	+	eve								
f 11	3 :	am								
	2 :	mid								
	1 :	pm								
	+	eve								
s 12	3 :	am								
	2 :	mid								
	1 :	pm								
	+	eve								
✿ 13	3 :	am								
	2 :	mid								
	1 :	pm								
	+	eve								

Total	Cardio	Nourish ☺ ☺ ☺ x	Investing	$ In ......
	Strength			
	Core	Move ☺ ☺ ☺ x	Enjoying	$ Out ......
	+Stretch	Rest	C	F	$ Matters ......

	❤	□	☺	❁	✿	★	G4
m 14 OCT	3 : am 2 : mid 1 : pm + eve						
t 15	3 : am 2 : mid 1 : pm + eve						
w 16	3 : am 2 : mid 1 : pm + eve						
h 17	3 : am 2 : mid 1 : pm + eve						
f 18	3 : am 2 : mid 1 : pm + eve						
s 19	3 : am 2 : mid 1 : pm + eve						
✿ 20	3 : am 2 : mid 1 : pm + eve						

Total	Cardio		Nourish	☺	⊕	⊕	X		Investing		$ In	....
	Strength Core +Stretch		Move	☺	⊕	ᵒᵒ	X		Enjoying		$ Out	....
			Rest								$ Matters	....

☾●	❤	☐	☺	✵	❀	★	G4

m
21
OCT

3 :	am
2 :	mid
1 :	pm
+	eve

t
22

3 :	am
2 :	mid
1 :	pm
+	eve

w
23

3 :	am
2 :	mid
1 :	pm
+	eve

h
24

3 :	am
2 :	mid
1 :	pm
+	eve

f
25

3 :	am
2 :	mid
1 :	pm
+	eve

s
26

3 :	am
2 :	mid
1 :	pm
+	eve

✿
27

3 :	am
2 :	mid
1 :	pm
+	eve

Total	Cardio	....	Nourish	☺ ☺ ⊗ X	Investing	....	$ In	....
	Strength	....						
	Core	....	Move	☺ ☺ ⊗ X	Enjoying	....	$ Out	....
	+Stretch	....	Rest		 C	F	$ Matters	

next *for my best* **body** | **mind** | **spirit** | **mood** | **stamina**

3 : 2 : 1 +   **Cardio** 15 | 30 minutes : **Strength** 10 | 20 minutes : **Core** 5 | 10 minutes + **Stretch** *& Meditate*

	♥	□	☺	✿	❀	★	G4

m
28
OCT

3 :   am
2 :   mid
1 :   pm
+   eve

t
29

3 :   am
2 :   mid
1 :   pm
+   eve

w
30

3 :   am
2 :   mid
1 :   pm
+   eve

h
31

3 :   am
2 :   mid
1 :   pm
+   eve

f
01
NOV

3 :   am
2 :   mid
1 :   pm
+   eve

s
02

3 :   am
2 :   mid
1 :   pm
+   eve

✿
03
NOV

3 :   am
2 :   mid
1 :   pm
+   eve

Total   Cardio ....   Nourish ☺ ☺ ☺ X   Investing $ In ....
Strength ....
Core   Move ☺ ☺ ☺ X   Enjoying $ Out ....
+Stretch ....
Rest   °C | F $ Matters ....

© *Every Day*   **NOURISH | MOVE | REST** $ MATTERS Diary

3 : 2 : 1 +   **Cardio** 15 | 30 minutes : **Strength** 10 | 20 minutes : **Core** 5 | 10 minutes + **Stretch** *& Meditate*

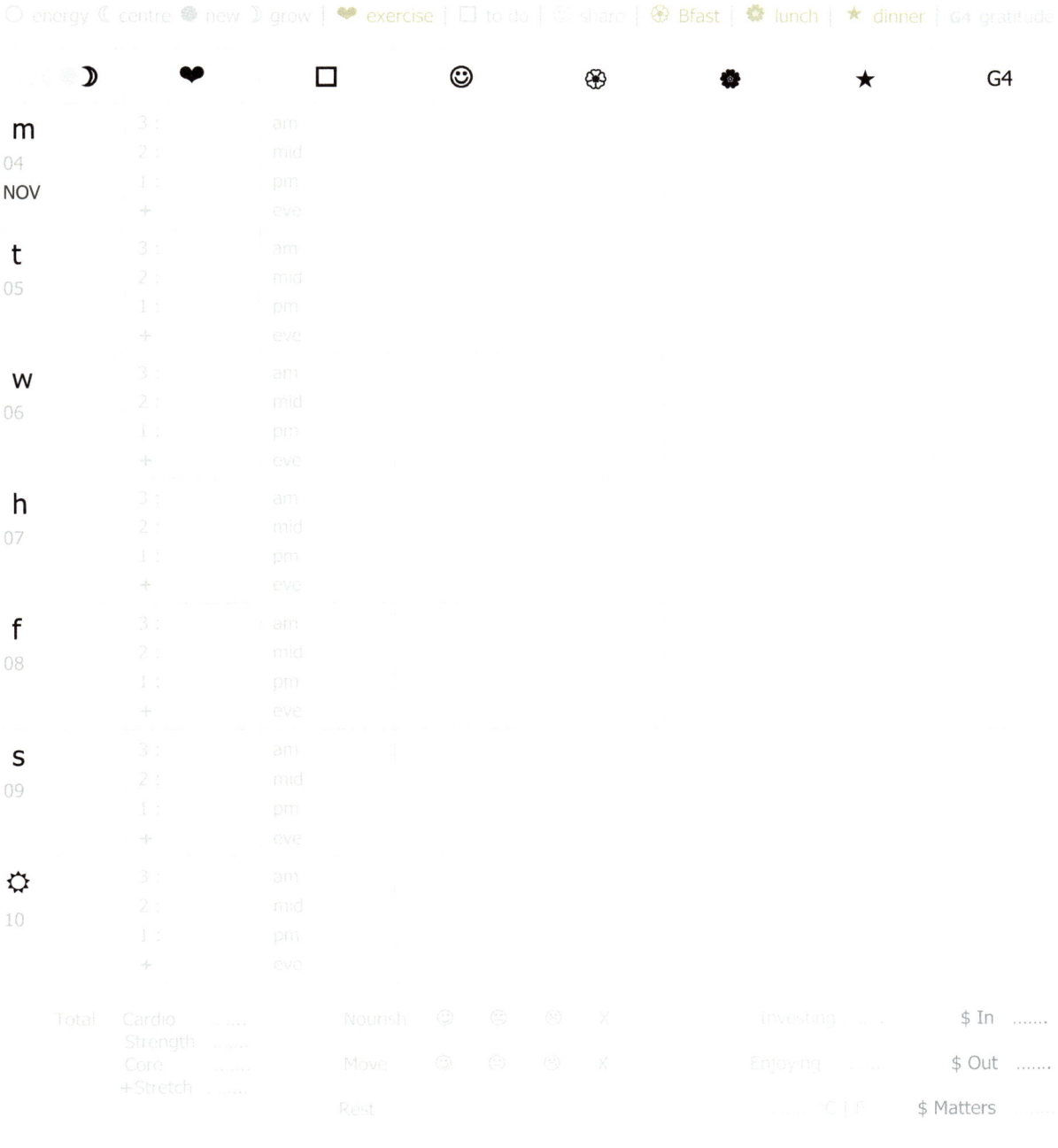

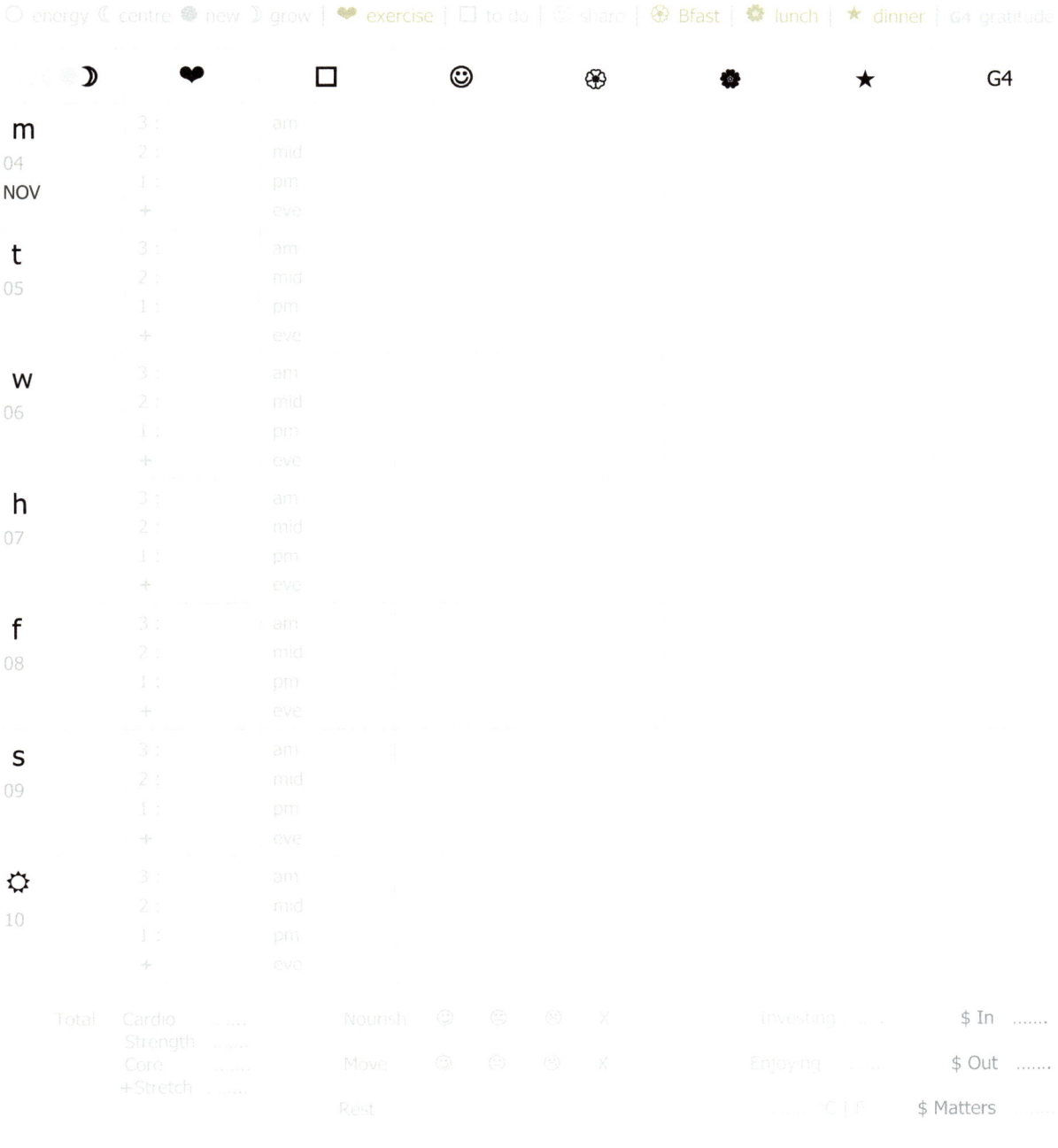

	☽	♥	□	☺	❀	✿	★	G4
m 04 NOV	3 : 2 : 1 : +	am mid pm eve						
t 05	3 : 2 : 1 : +	am mid pm eve						
w 06	3 : 2 : 1 : +	am mid pm eve						
h 07	3 : 2 : 1 : +	am mid pm eve						
f 08	3 : 2 : 1 : +	am mid pm eve						
s 09	3 : 2 : 1 : +	am mid pm eve						
✿ 10	3 : 2 : 1 : +	am mid pm eve						

Total | Cardio .... | Nourish ☺ ☺ ☺ X | Investing .... | $ In ....
Strength .... | | Enjoying .... | $ Out ....
Core .... | Move ☺ ☺ ☺ X | |
+Stretch .... | Rest | C | F | $ Matters ....

---

next for my best body | mind | spirit | mood | stamina

3 : 2 : 1 + **Cardio** 15 | 30 minutes **Strength** 10 | 20 minutes **Core** 5 | 10 minutes + **Stretch** & *Meditate*

○	❤	☐	☺	✿	❀	★	G4
m 11 NOV	3 : 2 : 1 : +	am mid pm eve					
t 12	3 : 2 : 1 : +	am mid pm eve					
w 13	3 : 2 : 1 : +	am mid pm eve					
h 14	3 : 2 : 1 : +	am mid pm eve					
f 15	3 : 2 : 1 : +	am mid pm eve					
s 16	3 : 2 : 1 : +	am mid pm eve					
✿ 17	3 : 2 : 1 : +	am mid pm eve					

Total Cardio .... Nourish ☺ ☺ ⊗ X Investing .... $ In ....
Strength ....
Core .... Move ☺ ☺ ⊗ X Enjoying .... $ Out ....
+Stretch ....
Rest ✿ ☽ ✗ ⊗ ✿ ✗ C | F $ Matters ....

© *Every Day*   **NOURISH | MOVE | REST** $ MATTERS Diary

3 : 2 : 1 +   **Cardio** 15 | 30 minutes :   **Strength** 10 | 20 minutes :   **Core** 5 | 10 minutes + **Stretch** & *Meditate*

☾	❤	☐	☺	❀	✿	★	G4

m
18
NOV

3 :   am
2 :   mid
1 :   pm
+   eve

t
19

3 :   am
2 :   mid
1 :   pm
+   eve

w
20

3 :   am
2 :   mid
1 :   pm
+   eve

h
21

3 :   am
2 :   mid
1 :   pm
+   eve

f
22

3 :   am
2 :   mid
1 :   pm
+   eve

s
23

3 :   am
2 :   mid
1 :   pm
+   eve

✿
24

3 :   am
2 :   mid
1 :   pm
+   eve

Total   Cardio ....
Strength ....
Core ....
+Stretch ....

Nourish ☺ ☺ ☹ X
Move ☺ ☺ ☹ X
Rest

Investing .... $ In ....
Enjoying .... $ Out ....
.... C | F $ Matters ....

next for my best body | mind | spirit | mood | stamina

3 : 2 : 1 +   **Cardio** 15 | 30 minutes : **Strength** 10 | 20 minutes : **Core** 5 | 10 minutes + **Stretch** & *Meditate*

●	♥	☐	☺	❀	❀	★	G4

m
25
NOV

3 :	am
2 :	mid
1 :	pm
+	eve

t
26

3 :	am
2 :	mid
1 :	pm
+	eve

w
27

3 :	am
2 :	mid
1 :	pm
+	eve

h
28

3 :	am
2 :	mid
1 :	pm
+	eve

f
29

3 :	am
2 :	mid
1 :	pm
+	eve

s
30

3 :	am
2 :	mid
1 :	pm
+	eve

☼
01
DEC

3 :	am
2 :	mid
1 :	pm
+	eve

Total	Cardio		Nourish	☺	☺	☺	X		Investing		$ In	......
	Strength											
	Core		Move	☺	☺	☺	X		Enjoying		$ Out	......
	+ Stretch											
			Rest						C | F		$ Matters	....

3 : 2 : 1 +   **Cardio** 15 | 30 minutes : **Strength** 10 | 20 minutes : **Core** 5 | 10 minutes + **Stretch** & *Meditate*

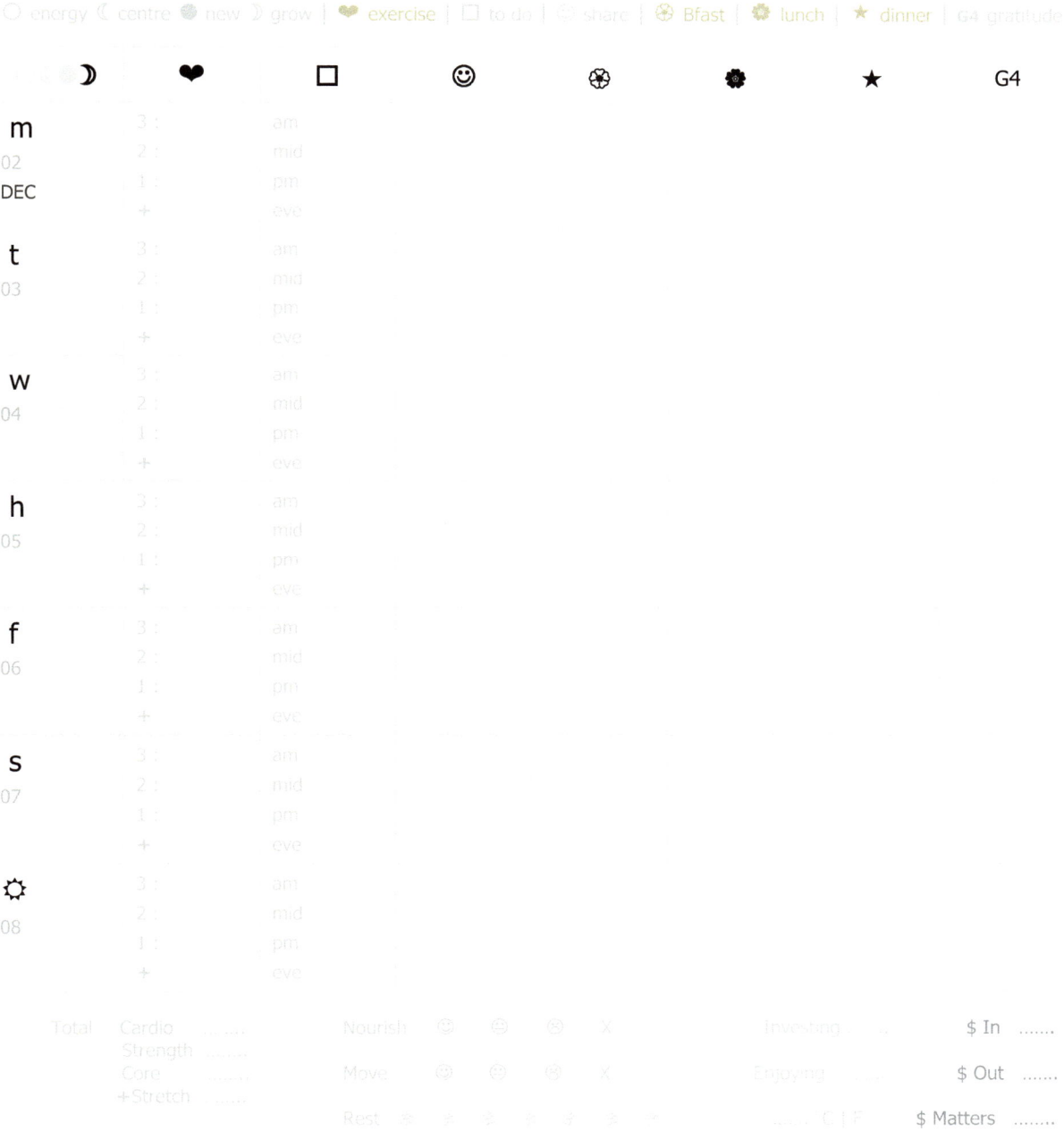

☾   ♥   □   ☺   ✽   ❀   ★   G4

m
02
DEC

t
03

w
04

h
05

f
06

s
07

✿
08

3 :   am
2 :   mid
1 :   pm
+   eve

Total   Cardio   ......
Strength
Core
+Stretch   ......

Nourish   ☺   ☹   ☺   X
Move   ☺   ☹   ☺   X
Rest

Investing
Enjoying

$ In   ....
$ Out   ....
$ Matters   ....

next for my best body | mind | spirit | mood | stamina

3 : 2 : 1 + **Cardio** 15 | 30 minutes : **Strength** 10 | 20 minutes : **Core** 5 | 10 minutes + **Stretch** x *Meditate*

◯		❤	☐	☺	✤	✿	★	G4

m
09
DEC

3 :	am
2 :	mid
1 :	pm
+	eve

t
10

3 :	am
2 :	mid
1 :	pm
+	eve

w
11

3 :	am
2 :	mid
1 :	pm
+	eve

h
12

3 :	am
2 :	mid
1 :	pm
+	eve

f
13

3 :	am
2 :	mid
1 :	pm
+	eve

s
14

3 :	am
2 :	mid
1 :	pm
+	eve

☼
15

3 :	am
2 :	mid
1 :	pm
+	eve

Total   Cardio ....   Nourish ☺ ☺ ☺ X   Investing .... $ In ....
Strength ....
Core ....   Move ☺ ☺ ☺ X   Enjoying .... $ Out ....
+Stretch ....

Rest ☼ ☼ ☼ ☼ ☼   C | F $ Matters ....

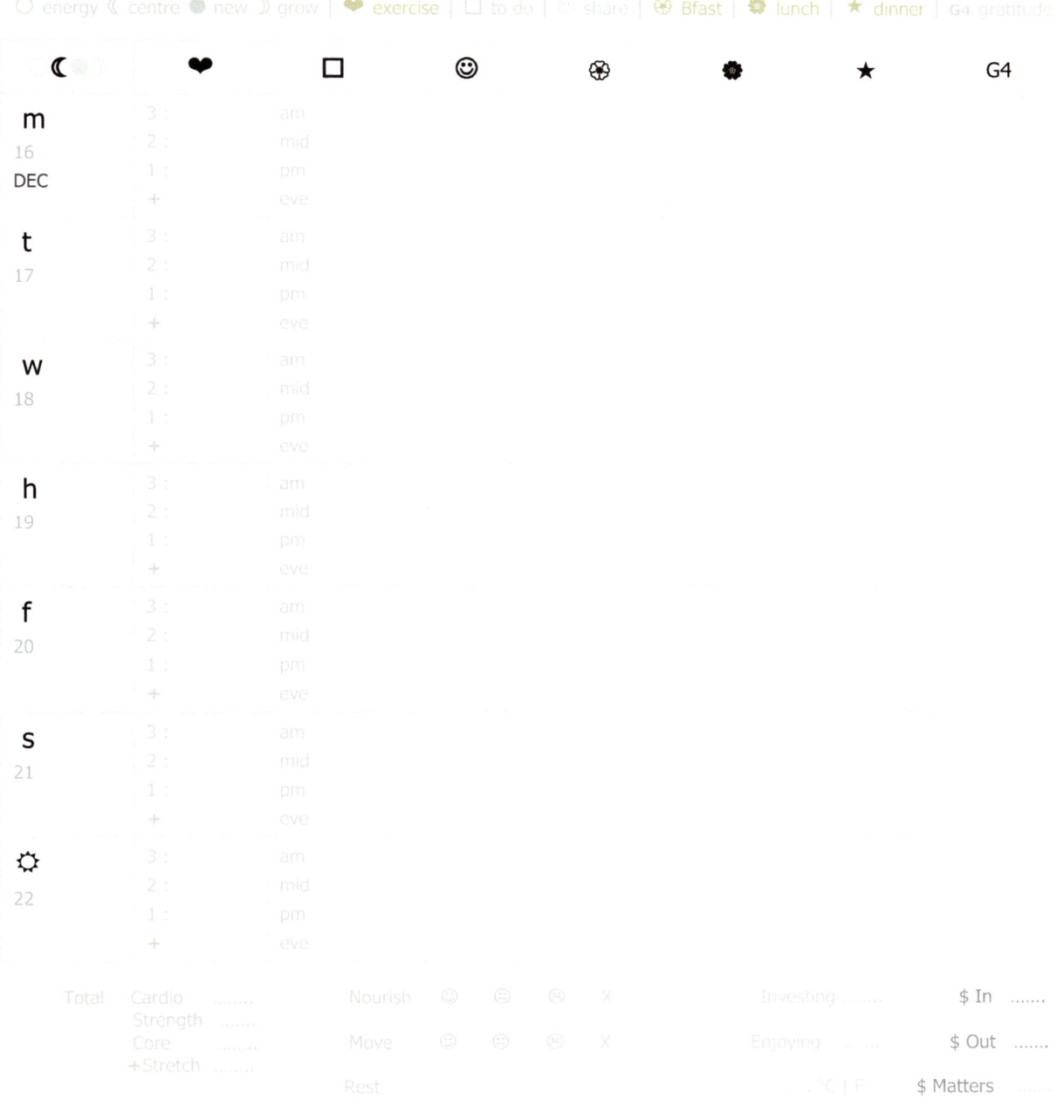

☾	♥	□	☺	✪	❁	★	G4

m
16
DEC

3 :   am
2 :   mid
1 :   pm
+   eve

t
17

3 :   am
2 :   mid
1 :   pm
+   eve

w
18

3 :   am
2 :   mid
1 :   pm
+   eve

h
19

3 :   am
2 :   mid
1 :   pm
+   eve

f
20

3 :   am
2 :   mid
1 :   pm
+   eve

s
21

3 :   am
2 :   mid
1 :   pm
+   eve

☼
22

3 :   am
2 :   mid
1 :   pm
+   eve

Total   Cardio ....   Nourish ☺ ☺ ☺ X   Investing .... $ In ....
Strength ....
Core ....   Move ☺ ☺ ☺ X   Enjoying .... $ Out ....
+Stretch ....
Rest   °C | F $ Matters ....

next _for my best_   body | mind | spirit | mood | stamina

3 : 2 : 1 +   **Cardio** 15 | 30 minutes : **Strength** 10 | 20 minutes : **Core** 5 | 10 minutes + **Stretch** _& Meditate_

●	♥	□	☺	✿	✿	★	G4

m
23
DEC

3 : — am
2 : — mid
1 : — pm
+ — eve

t
24

3 : — am
2 : — mid
1 : — pm
+ — eve

w
25

3 : — am
2 : — mid
1 : — pm
+ — eve

h
26

3 : — am
2 : — mid
1 : — pm
+ — eve

f
27

3 : — am
2 : — mid
1 : — pm
+ — eve

s
28

3 : — am
2 : — mid
1 : — pm
+ — eve

✿
29

3 : — am
2 : — mid
1 : — pm
+ — eve

Total	Cardio		Nourish	☺ ✿ ✿ X	Investing	$ In ……
	Strength		Move	☺ ✿ ✿ X	Enjoying	$ Out ……
	Core		Rest		C	F	$ Matters
	+Stretch					

© *Every Day*   **NOURISH | MOVE | REST** $ MATTERS Diary

3 : 2 : 1 +   **Cardio** 15 | 30 minutes : **Strength** 10 | 20 minutes : **Core** 5 | 10 minutes + **Stretch** *& Meditate*

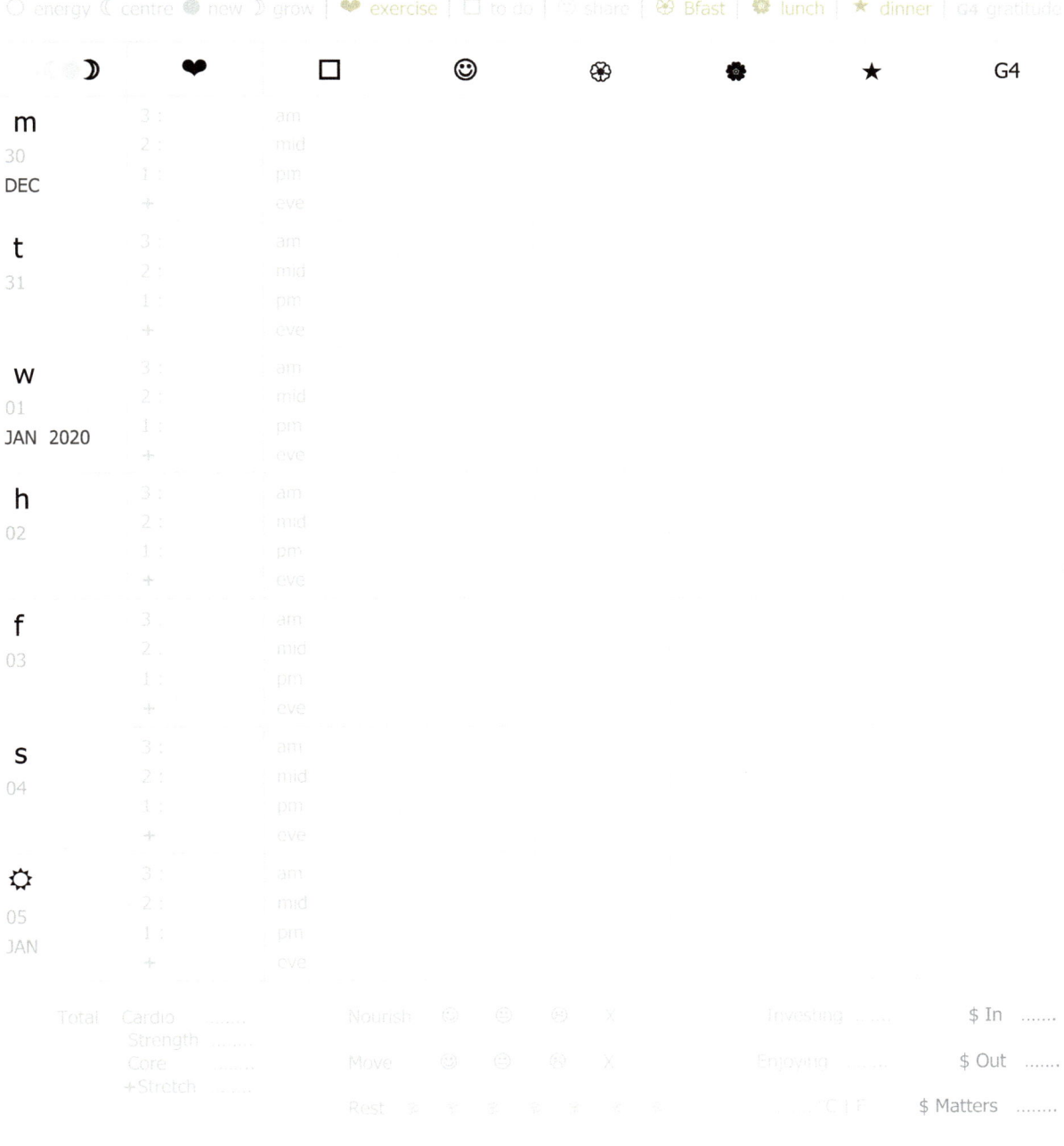

	☾	♥	☐	☺	✿	✿	★	G4
m 30 DEC	3 : 2 : 1 : +	am mid pm eve						
t 31	3 : 2 : 1 : +	am mid pm eve						
w 01 JAN 2020	3 : 2 : 1 : +	am mid pm eve						
h 02	3 : 2 : 1 : +	am mid pm eve						
f 03	3 : 2 : 1 : +	am mid pm eve						
s 04	3 : 2 : 1 : +	am mid pm eve						
✿ 05 JAN	3 : 2 : 1 : +	am mid pm eve						

Total Cardio ....   Nourish ☺ ☺ ⊛ X   Investing ...... $ In   ....
       Strength ....
       Core   ....   Move   ☺ ☺ ⊛ X   Enjoying ...... $ Out ....
       +Stretch ....
                           Rest   C | T $ Matters ....

next for my best body | mind | spirit | mood | stamina

3 : 2 : 1 +   **Cardio** 15 | 30 minutes **Strength** 10 | 20 minutes **Core** 5 | 10 minutes **+ Stretch** & Meditate

○☾◐☽	♥	□	☺	✿	✿	★	G4

m
06
JAN

3 :	am
2 :	mid
1 :	pm
+	eve

t
07

3 :	am
2 :	mid
1 :	pm
+	eve

w
08

3 :	am
2 :	mid
1 :	pm
+	eve

h
09

3 :	am
2 :	mid
1 :	pm
+	eve

f
10

3 :	am
2 :	mid
1 :	pm
+	eve

s
11

3 :	am
2 :	mid
1 :	pm
+	eve

✿
12

3 :	am
2 :	mid
1 :	pm
+	eve

Total	Cardio	.....	Nourish	☺	☺	✿	X	Investing	.....	$ In	....
	Strength										
	Core	.....	Move	☺	☺	✿	X	Enjoying		$ Out	....
	+ Stretch	.....									
			Rest						C	F	$ Matters	....

© Every Day   NOURISH | MOVE | REST $ MATTERS Diary

3 : 2 : 1 +   **Cardio** 15 | 30 minutes : **Strength** 10 | 20 minutes : **Core** 5 | 10 minutes + **Stretch** & *Meditate*

☾	❤	☐	☺	✪	✿	★	G4

m 13 JAN	3 : 2 : 1 : +	am mid pm eve	
t 14	3 : 2 : 1 : +	am mid pm eve	
w 15	3 : 2 : 1 : +	am mid pm eve	
h 16	3 : 2 : 1 : +	am mid pm eve	
f 17	3 : 2 : 1 : +	am mid pm eve	
s 18	3 : 2 : 1 : +	am mid pm eve	
✿ 19	3 : 2 : 1 : +	am mid pm eve	

Total	Cardio	Nourish ☺ ☺ ✪ X	Investing	$ In ....
	Strength	Move ☺ ☺ ✪ X	Enjoying	$ Out ....
	Core	Rest	... C	F	$ Matters ....
	+Stretch			

---

next for my best body | mind | spirit | mood | stamina

3 : 2 : 1 + **Cardio** 15 | 30 minutes : **Strength** 10 | 20 minutes : **Core** 5 | 10 minutes + **Stretch** & *Meditate*

●	♥	☐	☺	✿	❀	★	G4

m
20
JAN

3 :   am
2 :   mid
1 :   pm
+   eve

t
21

3 :   am
2 :   mid
1 :   pm
+   eve

w
22

3 :   am
2 :   mid
1 :   pm
+   eve

h
23

3 :   am
2 :   mid
1 :   pm
+   eve

f
24

3 :   am
2 :   mid
1 :   pm
+   eve

s
25

3 :   am
2 :   mid
1 :   pm
+   eve

✿
26

3 :   am
2 :   mid
1 :   pm
+   eve

Total	Cardio		Nourish ☺ ☺ ☺ x		Investing	$ In ......
	Strength				Enjoying	$ Out ......
	Core		Move ☺ ☺ ☺ x			
	+Stretch		Rest		OFF	$ Matters ....

© *Every Day*   **NOURISH | MOVE | REST** $ MATTERS   Diary

3 : 2 : 1 +   **Cardio** 15 | 30 minutes : **Strength** 10 | 20 minutes : **Core** 5 | 10 minutes + **Stretch** ⸫ *Meditate*

	☽	♥	☐	☺	⊛	✿	★	G4
m 27 JAN	3 : 2 : 1 : +	am mid pm eve						
t 28	3 : 2 : 1 : +	am mid pm eve						
w 29	3 : 2 : 1 : +	am mid pm eve						
h 30	3 : 2 : 1 : +	am mid pm eve						
f 31	3 : 2 : 1 : +	am mid pm eve						
s 01 FEB	3 : 2 : 1 : +	am mid pm eve						
✿ 02	3 : 2 : 1 : +	am mid pm eve						

Total	Cardio	......	Nourish	☺ ☹ ⊛ X	Investing	......	$ In	......
	Strength	......						
	Core	......	Move	✿ ☹ ⊛ X	Enjoying	......	$ Out	......
	+Stretch	......	Rest	☆ ☆ ☆ ☆ ☆ ☆ ☆	C	F	$ Matters	......

---

next for my best body | mind | spirit | mood | stamina

○		♥	□	☺	✵	❀	★	G4
m 03 FEB	3 : 2 : 1 : +	am mid pm eve						
t 04	3 : 2 : 1 : +	am mid pm eve						
w 05	3 : 2 : 1 : +	am mid pm eve						
h 06	3 : 2 : 1 : +	am mid pm eve						
f 07	3 : 2 : 1 : +	am mid pm eve						
s 08	3 : 2 : 1 : +	am mid pm eve						
✿ 09	3 : 2 : 1 : +	am mid pm eve						

Total	Cardio		Nourish	☺	☺	✵	X		Investing		$ In	....
	Strength											
	Core		Move	☺	✵	✵	X		Enjoying		$ Out	....
	+ Stretch		Rest						C | F		$ Matters	....

○ energy ☾ centre ● new ☽ grow | ❤ exercise | ☐ to do | ☺ share | ✿ Bfast | ✿ lunch | ★ dinner | G4 gratitude

☾	❤	☐	☺	✿	✿	★	G4
m 10 FEB	3 :	am					
	2 :	mid					
	1 :	pm					
	+	eve					
t 11	3 :	am					
	2 :	mid					
	1 :	pm					
	+	eve					
w 12	3 :	am					
	2 :	mid					
	1 :	pm					
	+	eve					
h 13	3 :	am					
	2 :	mid					
	1 :	pm					
	+	eve					
f 14	3 :	am					
	2 :	mid					
	1 :	pm					
	+	eve					
s 15	3 :	am					
	2 :	mid					
	1 :	pm					
	+	eve					
☼ 16	3 :	am					
	2 :	mid					
	1 :	pm					
	+	eve					

Total Cardio .... Nourish ☺ ☹ ☹ X Investing .... $ In ....
Strength ....
Core .... Move ☺ ☹ ☹ X Enjoying .... $ Out ....
+Stretch ....
Rest ☆ ☆ ☆ ☆ ☆ ☆ ☆ .... °C | F $ Matters ....

next for my best body | mind | spirit | mood | stamina

3 : 2 : 1 + **Cardio** 15 | 30 minutes : **Strength** 10 | 20 minutes : **Core** 5 | 10 minutes + **Stretch** & *Meditate*

●	♥	□	☺	✿	❀	★	G4

m
17
FEB

3 :   am
2 :   mid
1 :   pm
+   eve

t
18

3 :   am
2 :   mid
1 :   pm
+   eve

w
19

3 :   am
2 :   mid
1 :   pm
+   eve

h
20

3 :   am
2 :   mid
1 :   pm
+   eve

f
21

3 :   am
2 :   mid
1 :   pm
+   eve

s
22

3 :   am
2 :   mid
1 :   pm
+   eve

✿
23

3 :   am
2 :   mid
1 :   pm
+   eve

Total   Cardio ....   Nourish ☺ ☺ ✿ X   Investing $ In ....
Strength ....   Move ☺ ☺ ✿ X   Enjoying $ Out ....
Core ....
+Stretch ....   Rest   C | F $ Matters ....

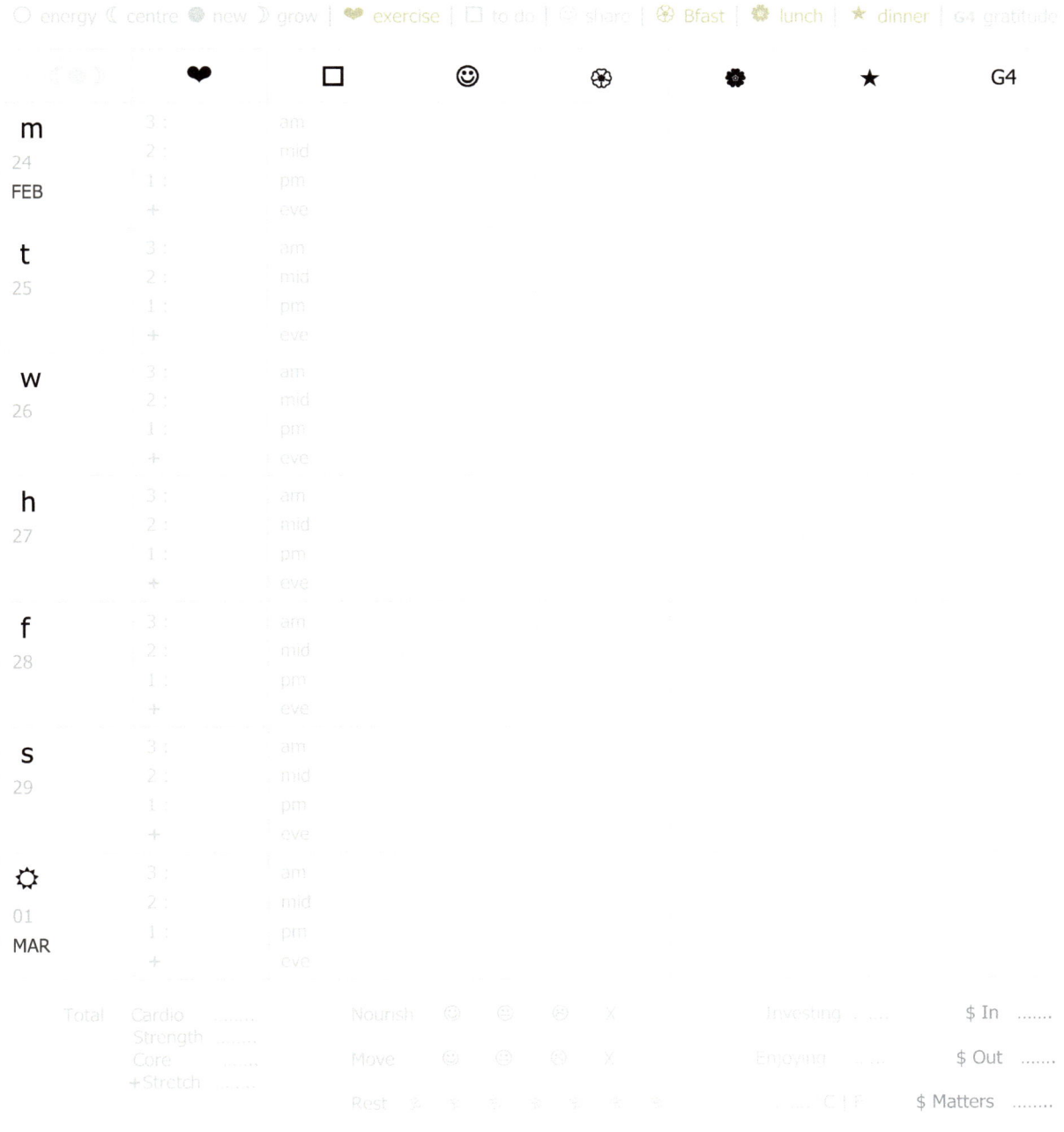

	☽	♥	☐	☺	✳	✿	★	G4
m 02 MAR	3 : 2 : 1 : +	am mid pm eve						
t 03	3 : 2 : 1 : +	am mid pm eve						
w 04	3 : 2 : 1 : +	am mid pm eve						
h 05	3 : 2 : 1 : +	am mid pm eve						
f 06	3 : 2 : 1 : +	am mid pm eve						
s 07	3 : 2 : 1 : +	am mid pm eve						
✿ 08	3 : 2 : 1 : +	am mid pm eve						

Total Cardio ...... Nourish ☺ ☺ ✳ x   Investing .... $ In ....
       Strength ......
       Core ......   Move ☺ ✳ ✳ x   Enjoying .... $ Out ....
       +Stretch ......
                     Rest ♪ ♪ ♪ ♪ ♪ ♪   C | F $ Matters ....

© *Every Day*   **NOURISH | MOVE | REST** $ MATTERS Diary

3 : 2 : 1 +   **Cardio** 15 | 30 minutes : **Strength** 10 | 20 minutes : **Core** 5 | 10 minutes + **Stretch** & *Meditate*

○ ❀	♥	☐	☺	✵	✿	★	G4

m
09
MAR

3 : am
2 : mid
1 : pm
+ eve

t
10

3 : am
2 : mid
1 : pm
+ eve

w
11

3 : am
2 : mid
1 : pm
+ eve

h
12

3 : am
2 : mid
1 : pm
+ eve

f
13

3 : am
2 : mid
1 : pm
+ eve

s
14

3 : am
2 : mid
1 : pm
+ eve

✿
15

3 : am
2 : mid
1 : pm
+ eve

Total | Cardio ...... | Nourish ☺ ☹ ⊗ X | Investing ...... | $ In ......
Strength ...... | | |
Core ...... | Move ☺ ☹ ⊗ X | Enjoying | $ Out ......
+Stretch ...... | Rest | | $ Matters

☾	♥	☐	☺	✾	✿	★	G4

m
16
MAR

3 : am
2 : mid
1 : pm
+ eve

t
17

3 : am
2 : mid
1 : pm
+ eve

w
18

3 : am
2 : mid
1 : pm
+ eve

h
19

3 : am
2 : mid
1 : pm
+ eve

f
20

3 : am
2 : mid
1 : pm
+ eve

s
21

3 : am
2 : mid
1 : pm
+ eve

✿
22

3 : am
2 : mid
1 : pm
+ eve

Total	Cardio	....	Nourish	☺	☺	☺	X	Investing	....	$ In	....
	Strength	....									
	Core	....	Move	☺	☺	☺	X	Enjoying	....	$ Out	....
	+Stretch	....	Rest						C | F	$ Matters	....

© *Every Day*   **NOURISH | MOVE | REST** $ MATTERS Diary

3 : 2 : 1 +   **Cardio** 15 | 30 minutes : **Strength** 10 | 20 minutes : **Core** 5 | 10 minutes **+ Stretch** *& Meditate*

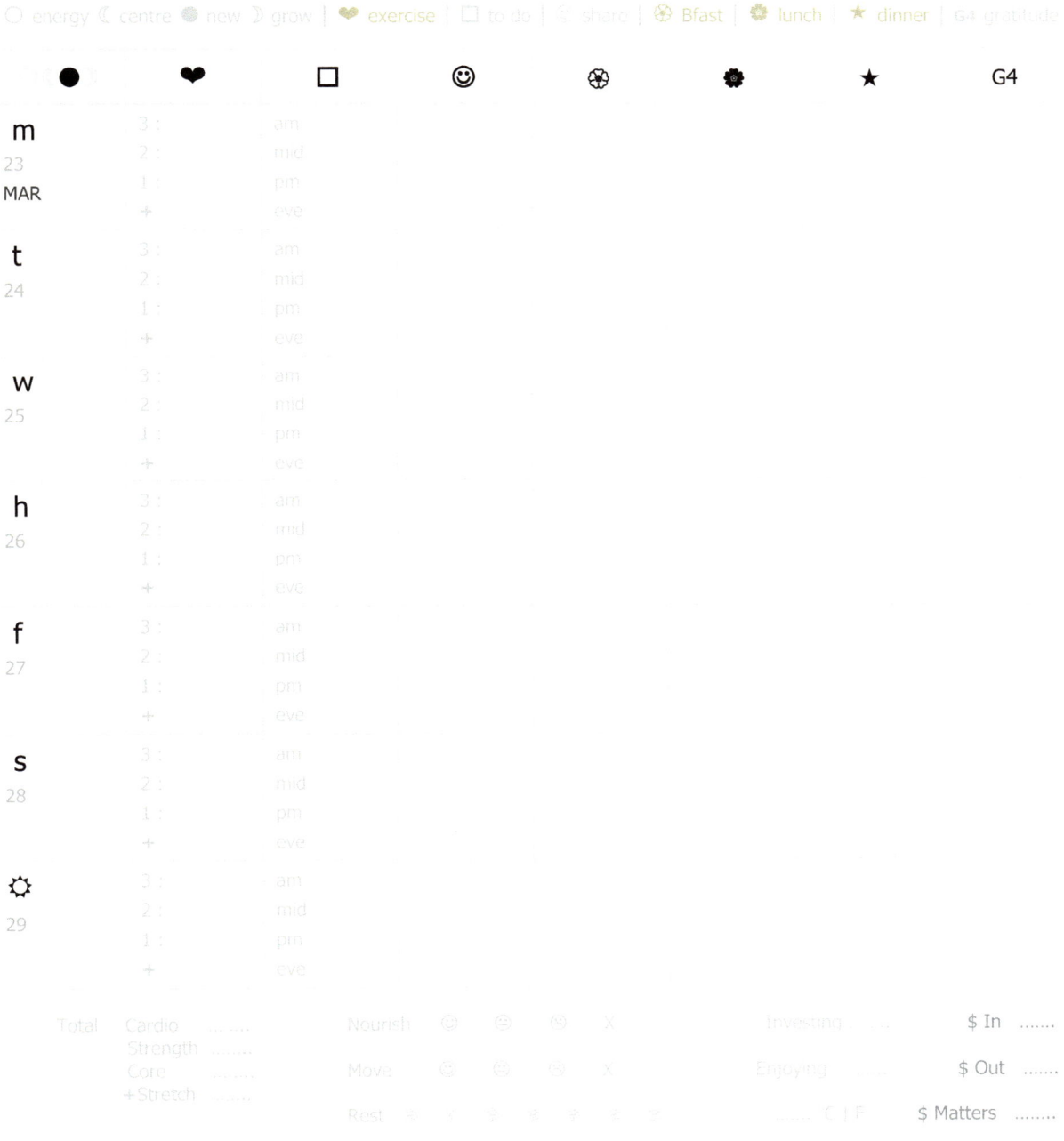

	●	❤	☐	☺	✲	✿	★	G4
m 23 MAR	3 : am / 2 : mid / 1 : pm / + eve							
t 24	3 : am / 2 : mid / 1 : pm / + eve							
w 25	3 : am / 2 : mid / 1 : pm / + eve							
h 26	3 : am / 2 : mid / 1 : pm / + eve							
f 27	3 : am / 2 : mid / 1 : pm / + eve							
s 28	3 : am / 2 : mid / 1 : pm / + eve							
✿ 29	3 : am / 2 : mid / 1 : pm / + eve							

Total Cardio .... Strength .... Core .... +Stretch ....

Nourish ☺ ☺ ⊗ X

Move ☺ ☺ ⊗ X

Rest

Investing .... $ In ....

Enjoying .... $ Out ....

.... C | F $ Matters ....

next for my best body | mind | spirit | mood | stamina

3 : 2 : 1 + **Cardio** 15 | 30 minutes **Strength** 10 | 20 minutes **Core** 5 | 10 minutes + **Stretch** & *Meditate*

	☾	♥	□	☺	✪	✿	★	G4

m
30
MAR

3 : am
2 : mid
1 : pm
+ eve

t
31

3 : am
2 : mid
1 : pm
+ eve

w
01
APR

3 : am
2 : mid
1 : pm
+ eve

h
02

3 : am
2 : mid
1 : pm
+ eve

f
03

3 : am
2 : mid
1 : pm
+ eve

s
04

3 : am
2 : mid
1 : pm
+ eve

✿
05
APR

3 : am
2 : mid
1 : pm
+ eve

Total	Cardio	Nourish ☺ ☺ ☺ x	Investing	$ In ....
	Strength			
	Core	Move ☺ ☺ ☺ x	Enjoying	$ Out ....
	+Stretch			
		Rest	C | F	$ Matters ....

© Every Day   **NOURISH | MOVE | REST** $ MATTERS Diary

3 : 2 : 1 +   **Cardio** 15 | 30 minutes : **Strength** 10 | 20 minutes : **Core** 5 | 10 minutes + **Stretch**   ∞ *Meditate*

○ ☾❀☽	❤	□	☺	❀	✿	★	G4
m 06 APR	3 : 2 : 1 : +	am mid pm eve					
t 07	3 : 2 : 1 : +	am mid pm eve					
w 08	3 : 2 : 1 : +	am mid pm eve					
h 09	3 : 2 : 1 : +	am mid pm eve					
f 10	3 : 2 : 1 : +	am mid pm eve					
s 11	3 : 2 : 1 : +	am mid pm eve					
✿ 12	3 : 2 : 1 : +	am mid pm eve					

Total	Cardio	Nourish ☺ ☺ ☺ X	Investing	$ In ....
	Strength	Move ☺ ☺ ☺ X	Enjoying	$ Out ....
	Core	Rest ❀ ❀ ❀ ❀ ❀ ❀	 C	F	$ Matters ....
	+Stretch			

---

next for my best body | mind | spirit | mood | stamina

3 : 2 : 1 +   **Cardio** 15 | 30 minutes : **Strength** 10 | 20 minutes : **Core** 5 | 10 minutes **+ Stretch** & *Meditate*

◯☾●☽	♥	☐	☺	✺	❀	★	G4

m
13
APR

	3 :	am
	2 :	mid
	1 :	pm
	+	eve

t
14

	3 :	am
	2 :	mid
	1 :	pm
	+	eve

w
15

	3 :	am
	2 :	mid
	1 :	pm
	+	eve

h
16

	3 :	am
	2 :	mid
	1 :	pm
	+	eve

f
17

	3 :	am
	2 :	mid
	1 :	pm
	+	eve

s
18

	3 :	am
	2 :	mid
	1 :	pm
	+	eve

☼
19

	3 :	am
	2 :	mid
	1 :	pm
	+	eve

Total	Cardio	Nourish ☺ ☺ ☹ X	Investing	$ In ....
	Strength			
	Core	Move ☺ ☺ ☹ X	Enjoying	$ Out ....
	+ Stretch	Rest	C	F	$ Matters ....

© *Every Day* **NOURISH | MOVE | REST** $ MATTERS Diary

3 : 2 : 1 + **Cardio** 15 | 30 minutes : **Strength** 10 | 20 minutes : **Core** 5 | 10 minutes **+ Stretch** ∫ *Meditate*

	●	❤	□	☺	❀	❀	★	G4
m 20 APR	3 : 2 : 1 : +		am mid pm eve					
t 21	3 : 2 : 1 : +		am mid pm eve					
w 22	3 : 2 : 1 : +		am mid pm eve					
h 23	3 : 2 : 1 : +		am mid pm eve					
f 24	3 : 2 : 1 : +		am mid pm eve					
s 25	3 : 2 : 1 : +		am mid pm eve					
✿ 26	3 : 2 : 1 : +		am mid pm eve					

Total Cardio ...... Nourish ☺ ☺ ☺ X   Investing ...... $ In ....
Strength ......
Core ...... Move ☺ ☺ ☺ X   Enjoying ...... $ Out ....
+Stretch ......
Rest   ℃ | F $ Matters

next for my best body | mind | spirit | mood | stamina

3 : 2 : 1 +   **Cardio** 15 | 30 minutes · **Strength** 10 | 20 minutes · **Core** 5 | 10 minutes + **Stretch** & *Meditate*

	☾	♥	☐	☺	✷	✿	★	G4

m 27 APR	3 : 2 : 1 : +	am mid pm eve	
t 28	3 : 2 : 1 : +	am mid pm eve	
w 29	3 : 2 : 1 : +	am mid pm eve	
h 30	3 : 2 : 1 : +	am mid pm eve	
f 01 MAY	3 : 2 : 1 : +	am mid pm eve	
s 02	3 : 2 : 1 : +	am mid pm eve	
☼ 03 MAY	3 : 2 : 1 : +	am mid pm eve	

Total	Cardio	Nourish	☺ ☹ ✷ X	Investing	$ In
	Strength				
	Core	Move	☺ ☹ ✷ X	Enjoying	$ Out
	+Stretch				
		Rest			$ Matters

© Every Day   **NOURISH | MOVE | REST** $ MATTERS Diary

3 : 2 : 1 +   **Cardio** 15 | 30 minutes : **Strength** 10 | 20 minutes : **Core** 5 | 10 minutes + **Stretch** & *Meditate*

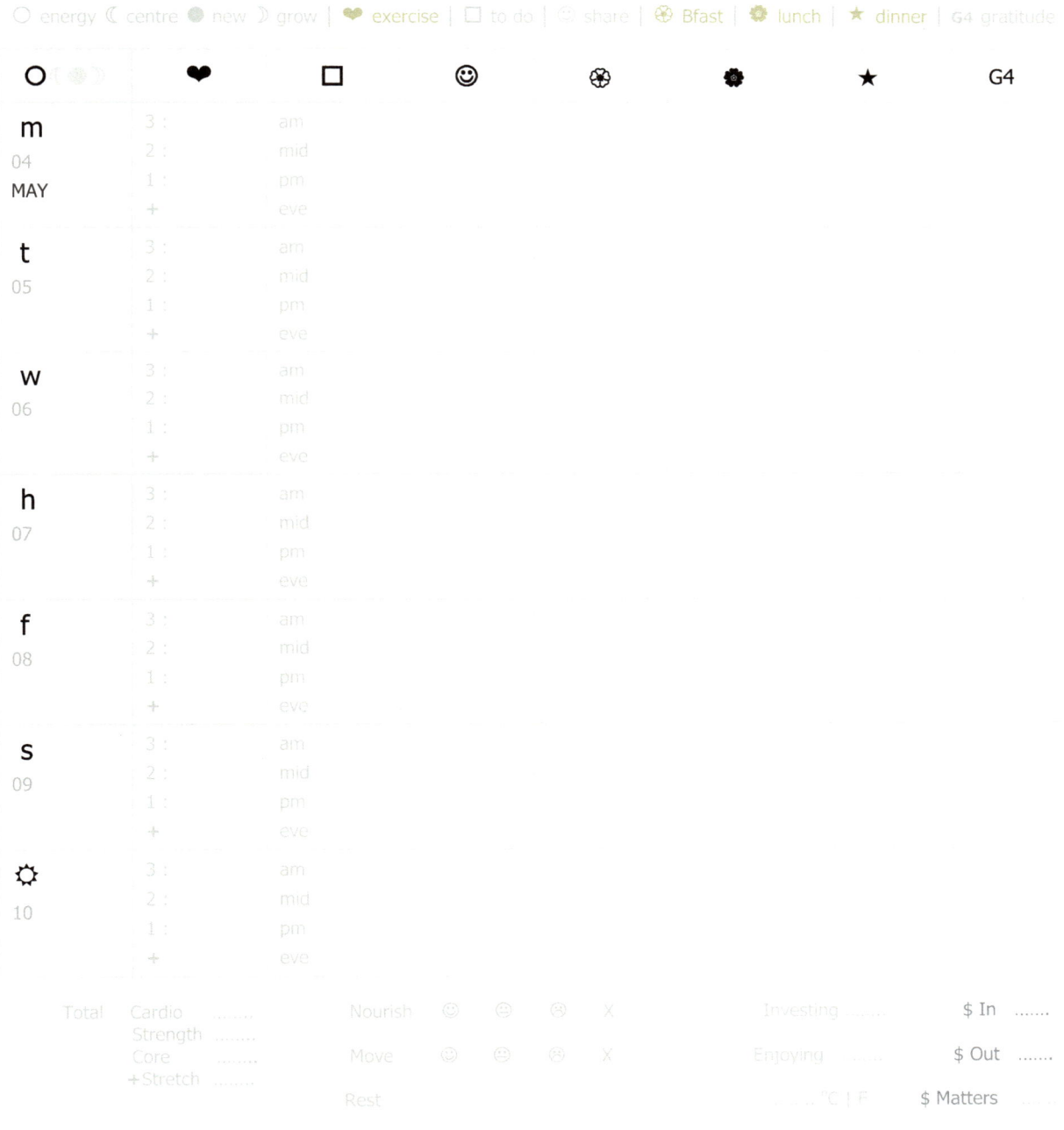

energy ☾ centre ● new ◗ grow | ♥ exercise | ☐ to do | ☷ share | ❀ Bfast | ✿ lunch | ★ dinner | G4 gratitude

○		♥		☐		☺	❀	✿	★	G4
m 04 MAY	3 : 2 : 1 : +		am mid pm eve							
t 05	3 : 2 : 1 : +		am mid pm eve							
w 06	3 : 2 : 1 : +		am mid pm eve							
h 07	3 : 2 : 1 : +		am mid pm eve							
f 08	3 : 2 : 1 : +		am mid pm eve							
s 09	3 : 2 : 1 : +		am mid pm eve							
✿ 10	3 : 2 : 1 : +		am mid pm eve							

Total   Cardio ....
        Strength ....
        Core ....
      + Stretch ....

Nourish ☺ ☺ ❀ X

Move   ☺ ☺ ❀ X

Rest

Investing .... $ In ....
Enjoying .... $ Out ....
.........°C | F $ Matters

next for my best body | mind | spirit | mood | stamina

3 : 2 : 1 +   **Cardio** 15 | 30 minutes : **Strength** 10 | 20 minutes : **Core** 5 | 10 minutes + **Stretch** & *Meditate*

☾	♥	☐	☺	✿	❀	★	G4

m
11
MAY

3 :   am
2 :   mid
1 :   pm
+   eve

t
12

3 :   am
2 :   mid
1 :   pm
+   eve

w
13

3 :   am
2 :   mid
1 :   pm
+   eve

h
14

3 :   am
2 :   mid
1 :   pm
+   eve

f
15

3 :   am
2 :   mid
1 :   pm
+   eve

s
16

3 :   am
2 :   mid
1 :   pm
+   eve

✿
17

3 :   am
2 :   mid
1 :   pm
+   eve

Total	Cardio	Nourish ☺ ☺ ☺ x	Investing	$ In ....
	Strength			
	Core	Move ☺ ☺ ☺ x	Enjoying	$ Out ....
	+Stretch			
		Rest ☾ ☾ ☾ ☺ ☺ ✿ ✿	℃ | F	$ Matters ....

© *Every Day*   **NOURISH | MOVE | REST** $ MATTERS Diary

3 : 2 : 1 +   **Cardio** 15 | 30 minutes : **Strength** 10 | 20 minutes : **Core** 5 | 10 minutes **+ Stretch** *& Meditate*

	●		♥		☐		☺		✵		✿		★		G4

m
18
MAY

3 : am
2 : mid
1 : pm
+ eve

t
19

3 : am
2 : mid
1 : pm
+ eve

w
20

3 : am
2 : mid
1 : pm
+ eve

h
21

3 : am
2 : mid
1 : pm
+ eve

f
22

3 : am
2 : mid
1 : pm
+ eve

s
23

3 : am
2 : mid
1 : pm
+ eve

☼
24

3 : am
2 : mid
1 : pm
+ eve

Total	Cardio	Nourish ☺ ☺ ☺ X	Investing	$ In ....
	Strength			
	Core	Move ☺ ☺ ☺ X	Enjoying	$ Out ....
	+Stretch			
		Rest	C | F	$ Matters ....

---

next for my best body | mind | spirit | mood | stamina

	☽	❤	☐	☺	✿	✿	★	G4
m 25 MAY	3 : 2 : 1 : +	am mid pm eve						
t 26	3 : 2 : 1 : +	am mid pm eve						
w 27	3 : 2 : 1 : +	am mid pm eve						
h 28	3 : 2 : 1 : +	am mid pm eve						
f 29	3 : 2 : 1 : +	am mid pm eve						
s 30	3 : 2 : 1 : +	am mid pm eve						
✿ 31	3 : 2 : 1 : +	am mid pm eve						

Total	Cardio	......	Nourish	☺ ☺ ⊗ X	Investing	......	$ In	....
	Strength	......						
	Core	......	Move	☺ ☺ ⊗ X	Enjoying	......	$ Out	....
	+Stretch	......	Rest			C | F	$ Matters	....

© *Every Day*   **NOURISH | MOVE | REST** $ MATTERS Diary

3 : 2 : 1 +   **Cardio** 15 | 30 minutes : **Strength** 10 | 20 minutes : **Core** 5 | 10 minutes **+ Stretch** & *Meditate*

○ ☽ ◗	♥	☐	☺	❀	❁	★	G4

m
01
JUN

3 :	am
2 :	mid
1 :	pm
+	eve

t
02

3 :	am
2 :	mid
1 :	pm
+	eve

w
03

3 :	am
2 :	mid
1 :	pm
+	eve

h
04

3 :	am
2 :	mid
1 :	pm
+	eve

f
05

3 :	am
2 :	mid
1 :	pm
+	eve

s
06

3 :	am
2 :	mid
1 :	pm
+	eve

✿
07

3 :	am
2 :	mid
1 :	pm
+	eve

Total Cardio ....
Strength ....
Core ....
+Stretch ....

Nourish ☺ ☺ ❀ X
Move ☺ ☺ ❀ X
Rest ❀ ❀ ❀ ❀ ❀ ❀

Investing .... $ In ....
Enjoying .... $ Out ....
.... C | P $ Matters ....

next for my best body | mind | spirit | mood | stamina

3 : 2 : 1 + Cardio 15 | 30 minutes : Strength 10 | 20 minutes : Core 5 | 10 minutes + Stretch & *Meditate*

☾	♥	☐	☺	❀	❁	★	G4

m
08
JUN

3 :   am
2 :   mid
1 :   pm
+   eve

t
09

3 :   am
2 :   mid
1 :   pm
+   eve

w
10

3 :   am
2 :   mid
1 :   pm
+   eve

h
11

3 :   am
2 :   mid
1 :   pm
+   eve

f
12

3 :   am
2 :   mid
1 :   pm
+   eve

s
13

3 :   am
2 :   mid
1 :   pm
+   eve

☼
14

3 :   am
2 :   mid
1 :   pm
+   eve

Total   Cardio ....   Nourish ☺ ☺ ☺ X   Investing ...... $ In ....
Strength ....
Core ....   Move ☺ ☺ ☺ X   Enjoying ...... $ Out ....
+Stretch ....
Rest   .... C | F $ Matters ....

© *Every Day*   **NOURISH | MOVE | REST** $ MATTERS. Diary

3 : 2 : 1 +   **Cardio** 15 | 30 minutes : **Strength** 10 | 20 minutes : **Core** 5 | 10 minutes + **Stretch** & *Meditate*

	●	♥	□	☺	❀	❁	★	G4

m
15
JUN

3 :	am
2 :	mid
1 :	pm
+	eve

t
16

3 :	am
2 :	mid
1 :	pm
+	eve

w
17

3 :	am
2 :	mid
1 :	pm
+	eve

h
18

3 :	am
2 :	mid
1 :	pm
+	eve

f
19

3 :	am
2 :	mid
1 :	pm
+	eve

s
20

3 :	am
2 :	mid
1 :	pm
+	eve

✿
21

3 :	am
2 :	mid
1 :	pm
+	eve

Total	Cardio	Nourish ☺ ☺ ☺ X	Investing	$ In ......
	Strength			
	Core	Move ☺ ☺ ☺ X	Enjoying	$ Out ......
	+Stretch			
		Rest	°C | F	$ Matters ......

	☾	❤	☐	☺	✾	✿	★	G4
m 22 JUN	3 : 2 : 1 : +	am mid pm eve						
t 23	3 : 2 : 1 : +	am mid pm eve						
w 24	3 : 2 : 1 : +	am mid pm eve						
h 25	3 : 2 : 1 : +	am mid pm eve						
f 26	3 : 2 : 1 : +	am mid pm eve						
s 27	3 : 2 : 1 : +	am mid pm eve						
✿ 28	3 : 2 : 1 : +	am mid pm eve						

Total	Cardio	.....	Nourish	☺ ☺ ☹ X	Investing	.....	$ In	....
	Strength	.....						
	Core	.....	Move	☺ ☺ ☹ X	Enjoying	.....	$ Out	....
	+Stretch	.....						
			Rest		C | F		$ Matters	....

ⓒ *Every Day*   **NOURISH | MOVE | REST** $ MATTERS Diary

3 : 2 : 1 +   **Cardio** 15 | 30 minutes : **Strength** 10 | 20 minutes : **Core** 5 | 10 minutes + **Stretch** & *Meditate*

○	♥	☐	☺	✪	✿	★	G4
m 29 JUN	3 : 2 : 1 : +	am mid pm eve					
t 30	3 : 2 : 1 : +	am mid pm eve					
w 01 JUL	3 : 2 : 1 : +	am mid pm eve					
h 02	3 : 2 : 1 : +	am mid pm eve					
f 03	3 : 2 : 1 : +	am mid pm eve					
s 04	3 : 2 : 1 : +	am mid pm eve					
✿ 05 JUL 2020	3 : 2 : 1 : +	am mid pm eve					

Total Cardio ....   Nourish ☺ ☺ ☹ X   Investing .... $ In ....
       Strength ....
       Core ....   Move ☺ ☺ ☹ X   Enjoying .... $ Out ....
       +Stretch ....
                             Rest ❄ ❄ ❄ ❄ ❄ ❄   C | F $ Matters ....

next for my best body | mind | spirit | mood | stamina

3 : 2 : 1 +   **Cardio** 15 | 30 minutes : **Strength** 10 | 20 minutes : **Core** 5 | 10 minutes + **Stretch** ∿ *Meditate*